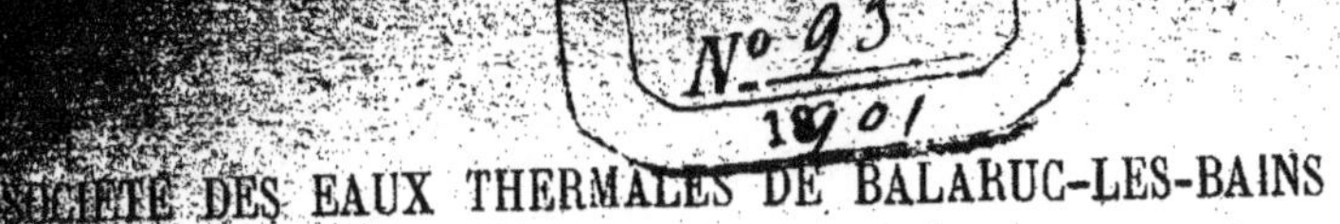

SOCIÉTÉ DES EAUX THERMALES DE BALARUC-LES-BAINS

LA LYMPHE MINÉRALE
ET L'EAU
de Balaruc-les-Bains

PAR LE

Docteur CUQ, *

MÉDECIN DE L'ÉTABLISSEMENT THERMAL
DE BALARUC-LES-BAINS

Extrait de l'*Écho médical des Cévennes*.

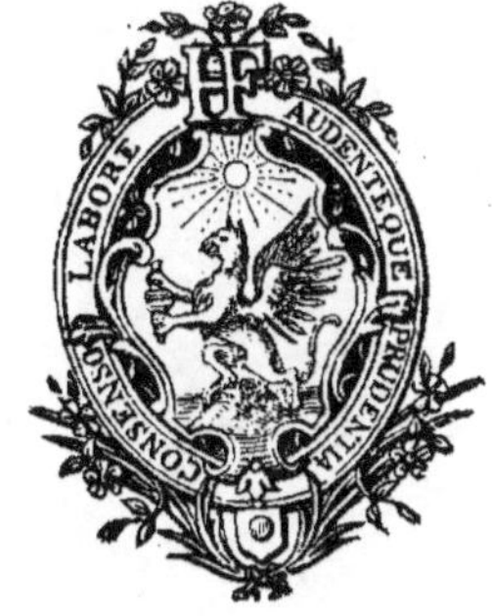

MONTPELLIER
IMPRIMERIE CENTRALE DU MIDI
(Hamelin Frères)

1901

La Lymphe Minérale

ET

l'Eau de Balaruc-les-Bains

SOCIÉTÉ DES EAUX THERMALES DE BALARUC-LES-BAINS

LA LYMPHE MINÉRALE ET L'EAU de Balaruc-les-Bains

PAR LE

Docteur CUQ, *

MÉDECIN DE L'ÉTABLISSEMENT THERMAL DE BALARUC-LES-BAINS

Extrait de l'*Écho médical des Cévennes*.

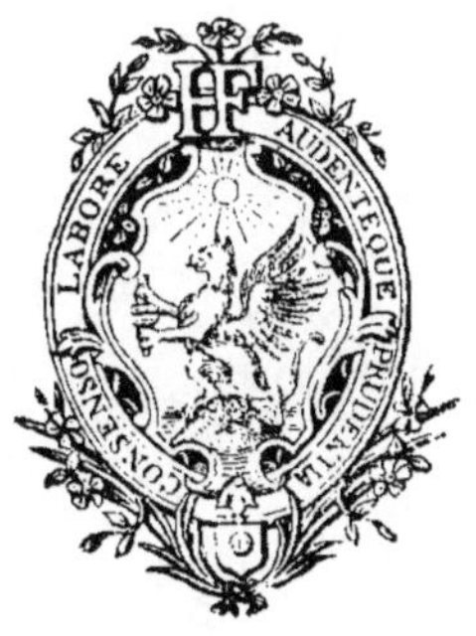

MONTPELLIER
IMPRIMERIE CENTRALE DU MIDI
(Hamelin Frères)

1901

La Lymphe Minérale

ET

l'Eau de Balaruc-les-Bains

Qui de nous n'a lu dans les romans les histoires de ces alchimistes, de ces astrologues plus ou moins sorciers dont le rêve, comme celui de *Faust*, consistait à retrouver la jeunesse, qui depuis longtemps les avait fui ? Nous avons tous plus ou moins frémi en lisant ces drames imaginaires et peut-être vrais quelquefois et consistant dans la transfusion d'un sang jeune pour remplacer le sang vicié par l'âge ou par une dyscrasie quelconque. Eh bien ! nous y voilà revenus à ces pratiques du moyen-âge et nous assistons tous les jours à ces résurrections dans les cliniques et dans notre modeste pratique.

Après une hémorragie foudroyante, nous voyons

revenir à la vie des malades et des blessés tout-à-fait exsangues, et cela au moyen d'une simple injection de serum artificiel. L'appareil lugubre du vieil alchimiste est remplacé par une vulgaire seringue, et le sang de l'enfant par une solution de chlorure de sodium préparé dans les laboratoires de la pharmacie. Mais ce serum, nous le trouvons tout préparé par la prévoyante nature, et, si on se donne la peine de jeter un coup d'œil sur la composition de l'eau de Balaruc, on trouve que c'est tout simplement un serum naturel aussi antiseptique que possible. En un mot, nous avons sous la main des milliers d'hectolitres de véritable *lymphe minérale* qui, par son absorption à petites doses, vient enrichir l'économie des débilités, des lymphatiques, des scrofuleux. Les fortes doses opèrent de grands lavages dans les appareils digestifs et urinaires, chassent la lymphe chargée des *residua* et la remplacent par une lymphe nouvelle, exempte de toute contamination.

Ne nous étonnons donc plus si nous voyons disparaître, sous leur influence bienfaisante, les sequelles des affections dyscrasiques causées soit par un sang trop pauvre, soit par un sang vicié et chargé de tous les principes toxiques que laissent passer dans la circulation les organes détériorés par l'arthritisme, l'artériosclérose et la scrofule à tous les degrés.

Voilà le secret de l'efficacité de l'eau chlorurée sodique de Balaruc, identique par sa composition au serum du sang, vraie lymphe minérale qui vient, non pas s'attaquer à la maladie elle-même, mais bien relever le malade et lui fournir les éléments nécessaires pour le débarrasser des *residua* et des sequelles des affections trop fréquentes dans ce siècle de surmenage et d'usure rapide et trop souvent prématurée. Nous constatons tous les ans les effets remarquables de cette lymphe minérale naturelle et dont les effets ne peuvent être que supérieurs à celle qu'on prépare, aux mêmes doses de chlorure, dans les meilleures pharmacies, et qu'on injecte dans le torrent circulatoire après des prises plus ou moins considérables du sang vicié par la maladie.

Nous admettrons facilement la rénovation de la masse sanguine par l'usage de l'eau thermale de Balaruc, si nous assistons à ses bons effets vivifiants dans les cas de maladies que nous avons déjà cités. Nous avons parlé de l'arthritis, de l'artériosclérose et de la scrofule à tous ses degrés, et nous allons exposer les divers cas que nous avons traités avec succès, dans cette Triade pathologique, en commençant par les manifestations scrofuleuses et bacillaires.

Dieu sait si elles sont nombreuses les altérations de tous les tissus par cette terrible diathèse, qui nous envoie tant de clients de tout âge avec les diagnostics si redoutés de scrofulose, adénopathies de régions diverses arthrites bacillaires, épididymites tuberculeuses, ostéites suppurées de nature suspecte, mal de Pott, coxalgie, otite suppurée, etc., etc.

La limite de la scrofule et de la tuberculose est bien peu précise, et la première de ces dénominations n'est souvent que le premier stade de la seconde.

Déjà, en 1867, notre vénéré maître Villemin nous professait, au Val de Grâce, la doctrine de l'unité de ces deux états diathésiques considérés jusque-là comme frères ou voisins. En 1883, M. Quinquaud, dans sa thèse d'agrégation, disait que certaines lésions dites scrofuleuses ne sont le plus souvent que des tubercules localisés. Acceptant l'opinion de ces maîtres, nous devons à cette triste énumération des maladies justiciables de Balaruc ajouter une affection dont nous avons eu, dans ces trois dernières années, douze cas à traiter et toujours avec un résultat favorable.

Il s'agit du ventre gros des enfants dont l'origine est toujours due à la terrible cachexie dont nous parlons. Il serait fastidieux de donner en détail les douze observations, dont la similitude ferait un récit trop uniforme, mais nous pouvons les résumer ainsi : cinq cas de ventre gros, sans douleur ni empâtement abdominal, avec état général mauvais, anorexie et émaciation. Une série de bains tempérés et pendant la durée desquels ces enfants buvaient un ou un demi-verre d'eau de la source romaine, ont amené une guérison parfaite que nous avons pu constater un an après la cure thermale.

Les sept autres enfants présentaient quatre cas de bacillose péritonéale à forme ascitique en bonne voie de résolution, et trois cas de tuberculose mésentérique, autrement dit de vulgaire carreau. Nous les avons tous traités de la même façon ; c'est-à-dire par les bains et l'eau de la source en boisson à faibles doses.

Pour les trois derniers, nous avons, en surveillant avec soin la réaction parfois à craindre en pareil cas, ajouté des applications de boue sur l'abdomen : le résultat a été une amélioration marquée de l'état local et une grande et heureuse modification de l'état général.

Il nous semble que c'est surtout chez les lymphatiques et les strumeux que l'idée de la substitution d'une lymphe minérale vierge de toute contamination à une lymphe viciée trouve la plus ample application.

Feulard, Tommassali, Mazza, Kollmann, puis M. Berlioz, de Grenoble, ont usé avec succès du traitement par le sérum normal dans des cachexies diverses, et mis en relief ce fait que le sérum active la nutrition, relève les forces et augmente le poids des malades. A l'absorption du sérum naturel s'ajoute l'effet tonique des bains chlorurés. Quant aux boues thermales, elles ont un effet des plus résolutifs. Ces cataplasmes de boue constituent un vrai limon minéral, et consistent en des argiles recueillies dans l'Etang de Thau et plongées dans les bassins souterrains en contact avec l'eau thermale de la source. Ces bassins sont placés sur l'aqueduc qui évacue le trop plein de l'eau sortant en quantité de 800 mille litres du bassin de captage. On comprend combien, au bout d'un certain temps, ces boues sont saturées des principes chlorurés, sulfatés, ferrugineux, cuivrés, etc., que l'eau de la source dépose sur elles en les traversant en si grande masse. Pas n'est besoin pour expliquer leur effet d'aller chercher une action électrique.

L'idée émise dans un mémoire adressé au Congrès d'hydrologie de Liège d'une pile ainsi obtenue par le contact des acides contenus dans la sueur qui recouvre la peau avec les bases et les métaux qui entrent dans la composition de l'eau thermale imbibant les boues, ne doit pas être adoptée à l'exclusion de toute autre. N'est-il pas tout naturel d'admettre aussi que dans ce contact prolongé des boues de l'étang et de l'eau thermale il se fait des combinaisons chimiques donnant lieu à la formation de sulfures alcalins et ferrugineux dont l'action si active vient s'ajouter à celle des produits chlorurés?

D'où viendrait cette coloration noire qu'acquièrent les boues dans leurs bassin sinon des produits sulfurés ? Aussi dans tous les cas de torpidité, de congestion passive, en un mot d'inflammation chronique soit cachectique, soit consécutive à un traumatisme, ces boues nous donnent les résultats les plus surprenants, surtout quand à cette médication externe on ajoute l'usage de l'eau en boisson.

Nous ne saurions trop insister sur ce fait de l'utilité qu'il y a à faire boire l'eau, soit à petites doses pour qu'elle reste dans la masse sanguine comme sérum antiseptique, soit à doses massives pour opérer le lavage du tube digestif, du système rénal, en somme du sang dans son entier.

Un fait auquel nous avons assisté en janvier dernier nous a fait voir combien est souvent indiquée, en chirurgie, l'usage de cette eau chlorurée identique au sérum par sa composition. A l'hôpital Péan, l'habile chirurgien, M. Delaunay, après une opération des plus laborieuses, avait enlevé un cancer énorme de l'ovaire. Pour nettoyer la cavité abdominale souillée par une grande quantité de liquide fétide et ichoreux, il demanda plusieurs bidons de sérum pharmaceutique tiède dont il se servit pour faire les grands lavages nécessaires en pareil cas. Nous avons vu le résultat si heureux de cette opération, et ce fait a encore corroboré l'opinion bien arrêtée que nous avons sur l'efficacité médicale et chirurgicale de l'eau de Balaruc. Nous ne saurions trop le répéter, sa composition est identique à celle du sérum du sang. Nous avons donc sous la main des quantités énormes d'un liquide régénérateur, vivifiant et aseptique, bon à employer *intus* et *extra* dans les cachexies et pour le traitement des plaies de toute nature.

Cette eau chlorurée sodique contient aussi du chlorure de lithium et est éga'ement précieuse dans l'arthritisme à tous les degrés.

Pour se rendre compte de la grande efficacité de l'eau thermale de Balaruc-les-Bains contre les effets de la diathése arthritique, nous sommes obligé de résumer les théories qui expliquent la formation de cet état si complexe. Disons d'abord que l'arthritis est une maladie *totius substantiœ* intéressant tous les appareils de l'économie et même tous les tissus, avec prédominance sur tel ou tel organe. La cause réside dans l'excès d'un principe organique, et cette surcharge amène les dégénérescences et les troubles que M. le professeur Bouchard appelle si justement des parentés morbides.

Les troubles de la nutrition dominent tout, soit dans la goutte, où l'acide urique vicie les liquides de l'économie et infiltre les organes, soit dans les diabètes sucré et phosphatique, où le glucose et les phosphates jouent le même rôle. La graisse vient alors distendre les tissus, le foie ne fonctionne plus et l'économie garde les produits des fermentations gastriques et intestinales, ptamaïnes et leucomaïnnes.

Ces perturbations biologiques aboutissent à l'intoxication de l'organisme dont les conséquences se font rapidement sentir. Alors surviennent les ralentissements de la nutrition, les stases et les congestions, les crasses organiques gênant le fonctionnement des organes.

Les émonctoires étant frappés d'inertie, tout est encombré par les déchets de toutes sortes. Cet état constitutionnel vicie la nutrition du tissus conjonctif et de ses dérivés qui deviennent forcément des tissus de moindre résistance.

Et c'est ainsi que s'explique l'influence néfaste de l'acide urique, ce facteur prépondérant de l'arthritisme.

C'est sa superproduction qui cause les surcharges adipeuses et les scléroses des congestifs cérébraux qui forme le principal noyau de notre clientèle thermale.

Il ne nous appartient pas de discuter les théories magistrales de Bouchard, Hanot et Lancereaux. Notre rôle doit se borner à exposer d'une façon concise comment nos clients deviennent malades et, par conséquent, de quelle façon agissent les eaux que nous leur administrons.

L'exposé de la formation des accidents arthritiques fait comprendre l'utilité du lavage de l'appareil digestif, du filtre rénal et de la masse sanguine.

Sous l'influence de l'eau, prise à dose laxative, les digestions se font mieux, des quantités notables de cristaux, d'acide urique, sont émises dans les urines dès les premiers jours du traitement par l'eau de la buvette de la source romaine.

Les urines sont très limpides et laissent voir au fond du vase une véritable assise de corail pulvérisé. Ce gravier est émis dans les dernières gouttes le la miction. Cette expulsion, due autant à la pression en chasse de cette eau de boisson lancée dans le tube digestif qu'au chlorure de lithium contenu dans les eaux de Balaruc, amène la plus heureuse détente de l'organisme. C'est pour cela que la lymphe minérale, émergeant du grand griffon, est surtout destinée aux *congestifs*, aux *arthritiques*, aux malades épuisés par le *surmenage* et les diathèses qui en sont le produit le plus fréquent.

Les eaux thermales n'ont nullement le pouuvoir de guérir ce qu'on appelle la maladie elle-même, telle que le rhumatisme, l'apoplexie, etc.

Certainement non, et aucun des praticiens qui ont le souci de leur dignité n'émettra cette prétention. Ils diront seulement que les eaux thermales ont pour indication de soigner les sequelles de maladies aigües et de mettre le malade en état de se régénérer pour *hâter* la regression des lésions et éviter de nouvelles atteintes.

C'est pour ce motif que l'on recommande de n'envoyer aux eaux thermales qu'un certain nombre de mois après l'ictus initial, et alors que toute maladie ou affection chirurgicale est à l'état chronique ou a revêtu la forme torpide.

Comme conclusion, nous pouvons donc dire que la lymphe minérale de Balaruc-les-Bains enrichit la masse sanguine comme sérum régénérateur, se substitue au sérum contaminé qu'elle expulse, refait l'organisme et lessive le sang et autres liquides de l'économie.

On peut donc l'employer avec certitude contre les trois dyscrasies citées plus haut: la scrofule à tous ses degrés, l'arthritisme et l'artériosclérose. C'est à l'état général qu'elle s'adresse.

Quant aux localisations, on comprend que, puisque la cause constitutionnelle du mal disparaît, l'effet local doit tout naturellement se faire sentir. Du reste, nous ne dédaignons pas de l'employer comme topique dans les affections externes. Nous avons été heureux de lire sur le dernier numéro de l'*Écho médical des Cévennes*, l'article si judicieux de M. le docteur Dumas, de Lédignan, sur l'usage externe du chlorure de sodium. C'est bien notre avis que cette substance est un excellent antiseptique et un puissant détersif des plaies et des ulcères. Dans toutes les maisons, on l'a sous la main, à la ville comme à la campagne. On doit donc en vulgariser l'emploi sans se préoccuper de sa banale dénomination de sel de cuisine.

On peut en appeler la solution du nom de lymphe minérale ou eau de Balaruc artificielle, mais, en tout cas, qu'on n'hésite pas à s'en servir *larga manu*. Pour nous, qui en avons à notre disposition des millions d'hectolitres, nous continuerons, avec la même confiance et les mêmes succès, à l'administrer *intus et extra*.

Dr CUQ.

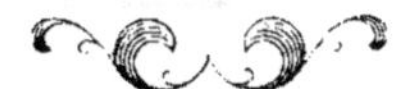

MONTPELLIER, IMPRIMERIE CENTRALE DU MIDI
HAMELIN FRÈRES

www.ingramcontent.com/pod-product-compliance
Lightning Source LLC
LaVergne TN
LVHW052035160826
845678LV00003B/1367